ISBN 978-3-662-31413-5   ISBN 978-3-662-31620-7 (eBook)
DOI 10.1007/978-3-662-31620-7

I. Gründe und Ziele der Neuordnung.

Gründe. In den letzten Jahrzehnten hat sich das Krankenanstaltswesen in Deutschland sehr stark entwickelt. Die Versorgung der Bevölkerung mit Krankenbetten ist weit über das Wachstum der Bevölkerung hinaus vorgeschritten. Deutschland steht zur Zeit mit seiner allgemeinen Krankenbetthäufigkeit (Verhältnis der Betten zur Einwohnerzahl) an der Spitze von allen zivilisierten Ländern der Welt. Gleichzeitig hat im Krankenanstaltswesen eine noch dauernd zunehmende Spezialisierung und Differenzierung eingesetzt. Für zahlreiche Sondergebiete sind entsprechend den Fortschritten der medizinischen Wissenschaft und den verbesserten Mitteln und Methoden zur Erkennung und Behandlung von Krankheiten Fachanstalten oder Fachabteilungen an allgemeinen Krankenhäusern entstanden. Die Zweckbestimmung der allgemeinen Krankenhäuser ist den neuen Anforderungen angepaßt worden, die besonders von der Sozialversicherung gestellt wurden.

Eine *fortlaufende statistische Nachweisung* über Zahl, Größe und Art der Krankenanstalten sowie ihre wichtigsten Leistungen kann bei der großen volks- und gesundheitswirtschaftlichen Bedeutung der Krankenanstalten *nicht entbehrt* werden.

Aus diesen Erwägungen heraus hatte der Bundesrat auf Grund von Berichten einer Sachverständigenkommission am 24. Oktober 1875 (§ 377 der Protokolle) und 30. November 1876 (§§ 392 und 393) beschlossen, vom Jahre 1877 ab mit der alljährlichen Berichterstattung über die Krankenanstalten im ganzen Reich nach den von einer Sachverständigenkommission ausgearbeiteten Vordrucken zu beginnen. Durch Bundesratsbeschluß vom 12. Dezember 1901 (§ 665 der Protokolle) ist die Erhebung mit Wirkung vom Jahre 1902 ab unter gleichzeitiger Änderung der Erhebungs- und Zusammenstellungsvordrucke auf Anstalten ausgedehnt worden, die bis dahin nicht einzeln erfaßt waren.

Die bisher verwendete Form der Nachweisung ist inzwischen veraltet. Umfang und Gliederung entsprechen nicht mehr den Anforderungen der Gesundheitsverwaltungen, Gesundheitspraxis und Gesundheitswissenschaft; daher sind die Ergebnisse unbefriedigend.

Die bisherige Heilanstaltsstatistik litt hauptsächlich an drei Mängeln:

1. Es wurden bei den sog. *Privatanstalten* nur solche mit *mehr als 10 Betten* gezählt. Dadurch ist es unmöglich, einen genauen Überblick über die Versorgung der Bevölkerung mit Krankenbetten zu gewinnen; die nicht unerhebliche Bettenzahl in kleinen Privatkliniken, die vielfach Fachanstalten sind, bleibt unbekannt. Die Berechnung einer Bedarfsziffer für das ganze Reich, deren Kenntnis wegen ihrer wirtschaftlichen Auswirkungen wesentlich ist, stößt infolgedessen auf Schwierigkeiten.

2. Die Erhebung gliederte die Anstalten nicht genügend nach den *Zweckbestimmungen*, sie begnügte sich, so wie es zu Ende des vorigen Jahrhunderts noch richtig war, mit Sammelrubriken. Von Fachanstalten wurden lediglich Augenheilanstalten und Entbindungsanstalten besonders aufgeführt. Die gesundheitspolitisch so wichtige Zahl der allgemeinen Krankenhäuser und selbständigen Fachanstalten, der Betten in Fachanstalten und Fachabteilungen — z. B. für die Behandlung von kranken Säuglingen und Kindern, von Tuberkulösen, Geschlechtskranken, Krüppeln, Siechen, von Schwachsinnigen, neurologisch Kranken, Rauschgiftsüchtigen — ist nicht bekannt. Infolgedessen ist es auch nicht möglich, einen zuverlässigen Überblick über den Verlauf der Spezialisierung auf diesen Gebieten zu erhalten und für die künftige Gestaltung der Anstaltspolitik die notwendigen Grundlagen zu liefern. Gerade hier ist eine besonders lebhafte Entwicklung in der Zukunft zu erwarten. Die summarische Zusammenfassung nach großen Gruppen beraubt die Angaben über die wichtigsten Leistungen der Anstalten ihres Wertes. So ist die vom wirtschaftlichen Standpunkt außerordentlich bedeutungsvolle Angabe über den durchschnittlichen Aufenthalt deswegen nur bedingt richtig, weil aus ganz verschiedenartigen Anstalten, wie z. B. Tuberkuloseheilstätten, Krüppelanstalten und allgemeinen Krankenhäusern mit ihren sehr stark voneinander abweichenden Verweildauern ein Durchschnittswert gebildet wird, der die tatsächlichen Verhältnisse verschleiert. Eine zuverlässige Beantwortung der Frage nach der Ausnutzung der einzelnen Krankenanstalten ist gleichfalls nicht möglich.

3. Der bisher geführte Nachweis über die *Ursachen der Erkrankungen und Todesfälle* in den Anstalten, dessen Wichtigkeit an sich unbestritten ist, kann nicht zu den gewünschten Ergebnissen führen, da diese Zahlen nicht nach den einzelnen Fachanstalten und -abteilungen aufgespalten sind, sondern ebenfalls auf Gruppen von Anstalten bezogen werden.

Im Rahmen einer allgemeinen Überprüfung der gesamten Medizinalstatistik hat daher das Reichsministerium des Innern mit Unterstützung des Statistischen Reichsamtes und des Reichsgesundheitsamtes die Pläne zu einem völligen Umbau der Heilanstaltsstatistik ausgearbeitet. Diese Vorschläge fanden die Billigung der Träger von Krankenanstalten und der Fachstatistiker. Der Reichsrat verabschiedete sie am 17. September 1931 (§ 402 der Niederschriften).

Ziele. Die Neuregelung ist eine *Sparmaßnahme* im doppelten Sinne. Sie setzt einmal die Kosten für Erhebung, Aufbereitung und Veröffentlichung auf einen Bruchteil des früheren Aufwandes herab, gleichzeitig gestattet sie durch eine Reihe von Änderungen eine bessere Auswertung des anfallenden Materials. Die Neuordnung geht von dem Gedanken aus, die Statistik der Krankenanstalten wegen ihrer grundlegenden Bedeutung für die Gesundheitsverwaltung und ihrer Unentbehrlichkeit für die Haushaltsgebarung *im Grundsatz beizubehalten.* Eine Einstellung sämtlicher Arbeiten läßt sich nicht verantworten. Jedoch soll bis auf weiteres auf alle zur Not entbehrlichen Nachweisungen verzichtet und lediglich eine Art ,,Geschäftsstatistik" aufrechterhalten werden. Deshalb wird die *laufende Erhebung über die Krankheiten und Tödlichkeit der Erkrankung* bei den in Krankenanstalten behandelten Personen *vorläufig eingestellt.* Zweifellos ist die Frage von sehr großer Bedeutung, welche Krankheiten überhaupt in die Krankenanstalten eingewiesen werden, welche am häufigsten behandelt sind, in welchem Umfange der tödliche Ausgang von Erkrankungen in einer Anstalt eintritt. Es ist aber sachlich allenfalls zu verantworten, derartige Nachweisungen statt Jahr für Jahr nur *periodisch,* also vielleicht alle 5 Jahre, vorzunehmen. Dieser Ausweg ist leider unvermeidbar, solange das Gebot strengster Sparsamkeit beobachtet werden muß und die wichtigsten Leistungen für die kranke Bevölkerung kaum gesichert sind.

Das Reichsprogramm ist ein *Mindestprogramm,* das die unter allen Umständen fortzuführenden Arbeiten enthält. In denjenigen Landesteilen, wo die Möglichkeit vorhanden ist, bestimmte Fragestellungen weiterzuverfolgen, wird die Initiative nicht gehindert. Auch freiwillige *repräsentative* Erhebungen an einzelnen Anstalten über besonders aktuelle Fragen werden nicht berührt. Es ist z. B. durchaus denkbar, daß hier und da Untersuchungen über die Hospitalisierung von Kranken mit bösartigen Geschwülsten oder über das Geschlechtsverhältnis der in Anstalten rechtzeitig Geborenen, Frühgeborenen, Totgeborenen gemacht werden.

Die Gelegenheit einer völligen Änderung bot willkommen Anlaß, die Mängel des bisherigen Verfahrens zu beseitigen.

1. Zunächst ist die alte *Bezeichnung* Heilanstaltsstatistik durch den Begriff Krankenanstaltsstatistik ersetzt worden. Es handelt sich hierbei nicht nur um eine Äußerlichkeit, vielmehr ist damit bewußt eine Angleichung an die herrschende Auffassung erfolgt und zum Ausdruck gebracht worden, daß die Erhebung keineswegs auf die Anstalten mit überwiegendem Heilzweck beschränkt bleibt, sondern auch solche mit überwiegendem Pflegezweck aufführt, sofern sie eben *Kranke* aufnehmen. Übergeordneter Begriff ist also die *Krankenfürsorge*.

2. Der *Umfang* der Erhebung ist erweitert worden, indem nunmehr sämtliche Anstalten, die der geschlossenen Krankenfürsorge dienen, ohne Rücksicht auf ihre Bettenzahl nachgewiesen werden. Damit werden neu vor allen Dingen die kleinsten Privatkliniken, die meist Fachanstalten sind, getroffen. Sie sind einbezogen worden, um ein einwandfreies, auch für internationale Vergleiche geeignetes Bild über die Versorgung der Bevölkerung zu bekommen. In manchen Teilen des Reiches kommt ihnen eine gewisse Bedeutung zu, zumal sie nicht nur für die Behandlung einiger Wohlhabender vorhanden sind. Ihre Belegung mit Kranken aus dem Bereiche der Sozialversicherung oder der öffentlichen Fürsorge ist vielfach durch Verträge mit den Inhabern geregelt. Damit ist natürlich in keiner Weise grundsätzlich zu der Frage Stellung genommen, von welcher Bettenzahl an eine Einrichtung überhaupt den Namen Krankenhaus tragen sollte. Dieser Punkt ist neuerdings wieder mit Recht erörtert worden. Auf dem 2. Internationalen Krankenhauskongreß in Wien hat sich *Wirth* dahin ausgesprochen, daß die Mindestgröße von 50 Betten für ein allgemeines Krankenhaus gefordert werden müsse. Eine ähnliche Empfehlung hat auch der Gutachterausschuß für das öffentliche Krankenhauswesen in seinen „Richtlinien für den Neubau von Krankenanstalten" gegeben. — Vom Standpunkt der Krankenanstaltspolitik aus ist es nur erwünscht, wenn diese Fragen geklärt werden. Aufgabe einer Statistik kann es aber nur sein, den Idealzustand dadurch zu fördern, daß zunächst der *Ist*zustand festgestellt wird und damit die Sachwalter der Gesundheitspolitik die Unterlagen für ihre Schlußfolgerungen erhalten.

3. Weiter trägt die Neuordnung der Entwicklung des Krankenhauswesens insofern Rechnung, als erstmalig eine *Gliederung nach den Zweckbestimmungen* der gesundheitspolitisch wichtigsten Anstalten erfolgt. Eine derartige Aufteilung ist bisher nicht üblich gewesen; gerade dieser Mangel wurde schmerzlich empfunden. Bei der Fülle der Möglichkeiten, die sich hier ergeben, mußte jedoch eine Auswahl getroffen und von vornherein auf lückenlose Aufzählung verzichtet werden. Es sind deswegen zunächst nur die am häufigsten vorhandenen und gesundheitspolitisch wichtigsten Typen einzeln genannt. Es wird in Zukunft unterschieden nach:

1. allgemeinen Krankenhäusern (einschließlich solcher mit einer oder mehreren verschiedenen Fachabteilungen),
2. Anstalten (Heilstätten, Tuberkulosekrankenhäuser) für Tuberkulosekranke einschließlich Lupuskranke, vorwiegend für Erwachsene,
3. Anstalten (Heilstätten, Tuberkulosekrankenhäuser) für Tuberkulosekranke einschließlich Lupuskranke, vorwiegend für Kinder,
4. Anstalten für kranke Säuglinge und Kinder,
5. Krüppelheilanstalten mit ständiger ärztlicher Behandlung,
6. Augenheilanstalten,
7. Heilanstalten für Haut- und Geschlechtskranke,
8. Krankenpflegeanstalten mit ständiger ärztlicher Behandlung zur dauernden Unterbringung von chronisch Kranken (Siechen) und hochgradig Altersgebrechlichen,
9. Heil- und Pflegeanstalten für Geisteskranke, Epileptiker usw. einschließlich solcher, in denen auch Nervenkranke usw. behandelt werden,
10. Anstalten für Schwachsinnige,
11. Heilanstalten für neurologisch Kranke,
12. Heilanstalten für Alkoholkranke und andere Rauschgiftsüchtige,
13. Entbindungsanstalten,
14. sonstigen näher zu bezeichnenden Fachanstalten,
15. Krankenabteilungen in Gefangenenanstalten.

Einige Fachgebiete werden sicher hier und da in dieser Aufstellung vermißt werden, so Hals-, Nasen- und Ohrenkrankheiten, Urologie, Gynäkologie, Stoffwechselerkrankungen, Krebserkrankungen. Es ist absichtlich davon abgesehen, diese Fachgebiete besonders aufzuführen, da sie zu einem Teil verhältnismäßig selten vertreten sind, zum anderen Teil aus fachlichen und räumlichen Gründen außerordentlich schwer erfaßbar sind. Dagegen ist die Möglichkeit offengelassen, unter einer besonderen Nummer 14 einschlägige Angaben zu machen. Die Augenheilanstalten sind nur deswegen beibehalten, weil sie seit mehr als 50 Jahren gezählt werden. Die Erfahrung wird zeigen, ob und in welchem Umfange es notwendig sein wird, allmählich Ergänzungen der Liste vorzunehmen.

4. Endlich ist auch eine neue Einteilung nach den *Trägern* erfolgt. Bisher war es nicht möglich, das Kräfteverhältnis, vor allen Dingen zwischen den Trägern der öffentlichen und organisierten freien Fürsorge, einwandfrei zu übersehen, wenngleich von den in Betracht kommenden Spitzenorganisationen dankenswerte Versuche gemacht worden sind, umfassendere Angaben zu erhalten. Die Neuregelung unterscheidet nach 1. öffentlichen, 2. freien gemeinnützigen und 3. privaten Krankenanstalten. Die öffentlichen und die freien gemeinnützigen stehen denen gegenüber, die gewerbsmäßig zur Gewinnerzielung Kranke aufnehmen und damit auch den Bestimmungen des § 30 Gewerbeordnung unterworfen sind. Das Unterscheidungsmerkmal ist also der Nachweis der Gewinnerzielung im Sinne der ständigen Rechtsprechung auf diesem Gebiete, gleichgültig ob als Unternehmer einzelne oder mehrere, ärztliche oder nichtärztliche Personen, juristische Personen, Vereine oder Gesellschaften auftreten.

So sind die Voraussetzungen geschaffen zur Beantwortung vieler wichtiger Fragen, die bisher offenbleiben mußten. Die *Zusammenstellung des Urmaterials* erfolgt einmal nach den *Anstaltstypen*, zweitens nach den für bestimmte Zwecke vorgesehenen *Betten*. Wir werden ein klares Bild darüber erhalten, wieviel Anstalten im Dienste der Krankenfürsorge insgesamt vorhanden sind und welcher Größenordnung sie angehören. Wir werden erfahren, wie viele dieser Anstalten für verschiedene Zwecke bestimmt, wieviel reine Fachanstalten sind, wie groß sie sind. Die Auszählung nach den Größenklassen benutzt eine verhältnismäßig weitgehende Klassifizierung, um die Konzentration im Anstaltswesen verfolgen zu können. Die selbständigen Anstalten werden wie folgt festgestellt: 10 und weniger Betten, 11—25 Betten, 26—50 Betten, 51—150 Betten, 151—300 Betten, 301—500 Betten, 501 bis 1000 Betten, über 1000 Betten. Die amtliche Statistik hatte bisher darauf verzichtet, die Größenordnungen anzugeben. Das statistische Jahrbuch deutscher Städte gruppierte ebenso wie das *Alter*sche Werk „Das deutsche

Krankenhaus" nach Anstalten mit Betten bis 150, von 151—500, von 501—1000, von 1000—2000. Die Neuordnung gestattet also Vergleiche mit früheren Feststellungen, da sie die wichtigsten Grenzzahlen beibehält und nur stärker unterteilt. Die Ergebnisse werden uns über das Vorkommen von Zwergbetrieben und Großbetrieben Aufschluß geben und auch eine neue Einstellung zu den Begriffen „kleines", „mittleres", „größeres" Krankenhaus erleichtern. Die zweite Übersicht wird die Unterlagen liefern, wieviel Betten insgesamt für die regelmäßige Belegung zur Verfügung stehen, wie viele für die einzelnen, näher umschriebenen Zwecke vorhanden sind, gleichgültig ob sie in selbständigen Anstalten oder in Abteilungen umfassender Krankenanstalten stehen und auf welche Anstaltsgrößen sie jeweils entfallen. Dabei sind die Isolierräume für ansteckungsgefährliche Kranke gesondert angeführt, um die Stellung der Krankenanstalten im Dienste der Seuchenbekämpfung zahlenmäßig zu belegen. Eine dritte Übersicht gibt Auskunft über die Bewegung der Kranken, indem sie in der bekannten Weise Bestand am Anfang und Ende des Berichtsjahres, Zugang und Abgang und die Zahl der Verpflegten wie der Verpflegungstage nachweist. Da sie nach fachlichen Gebieten gegliedert ist, wird ein wesentlich zuverlässigerer Überblick über die quantitative Arbeitsleistung der Krankenanstalten, die Inanspruchnahme und Ausnutzung der Anstaltsbetten, über den durchschnittlichen Aufenthalt und ähnliche Fragen gewonnen werden können, als es bisher möglich war. Damit sind auch die Rückschlüsse, die aus sämtlichen Grundzahlen durch Verbindung mit anderen Werten gezogen werden können, mannigfacher und sicherer.

Erheblichere Schwierigkeiten machten viele *Begriffsbezeichnungen*, für die eine allgemeingültige praktisch brauchbare Formel gefunden werden mußte. Leider ist die Terminologie auf dem Gebiete des Krankenanstaltswesens so bunt und der Sprachgebrauch so mannigfaltig, daß schon innerhalb des Deutschen Reiches das gleiche Wort ganz verschiedene Bedeutung hat, geschweige denn, daß eine Vergleichbarkeit mit ausländischen Einrichtungen möglich ist. So bezeichnet das Wort Hospital in Süddeutschland vielfach Krankenhaus, in Nord- und Westdeutschland vielfach Siechenhaus. Wenn man überhaupt sachentsprechende und vergleichbare Angaben erhalten wollte, mußten eine Reihe von Begriffsbestimmungen gefunden werden, die eine Verständigung nicht nur innerhalb des Reichsgebiets, sondern auch international erleichtern. Am stärksten trat dieses Bedürfnis hervor bei der Abgrenzung der Krankenanstalten von den Einrichtungen, die nicht mehr der Krankenfürsorge zugerechnet werden können, bei der Stellungnahme zur Trägerschaft und bei einigen Einzelfragen, deren einheitliche Beantwortung eine klare Umschreibung voraussetzt (z. B. die Begriffe „planmäßiges Bett", „Frühgeburt", „Totgeburt" und „Fehlgeburt").

Auf dem Internationalen Krankenhauskongreß zu Wien im Jahre 1931 hat *Wirth* im Anschluß an Kommissionsberatungen, an denen Vertreter der verschiedensten Länder teilnahmen, Vorschläge zur Terminologie gemacht und für den Begriff „Krankenhaus" folgende Formulierung angegeben: „Ein Krankenhaus ist ein Zweckbau zur Aufnahme von Personen, die an Gesundheitsstörungen leiden, damit sie ärztlich untersucht und behandelt, sachgemäß gepflegt und auch in jeder anderen Hinsicht, bestens versorgt werden". Diese Definition ist zweifellos wertvoll. Besonders wesentlich ist, daß als Voraussetzung der Aufnahme die „Gesundheitsstörung" und nicht das sonst gebräuchliche Wort „Krankheit" gewählt wurde.

Die deutsche Rechtsprechung hat sich bei Rechtsstreitigkeiten, die sich aus dem § 30 der Gewerbeordnung ergaben, vielfach genötigt gesehen, den Begriff „Krankenanstalt" zu deuten. Allerdings darf dabei nicht übersehen werden, daß diese Entscheidungen durch den Zwang, die Konzessionspflicht zu klären, von vornherein in eine bestimmte Richtung gelenkt sind und damit für eine absolute, allgemeingültige Begriffsbildung nicht ohne weiteres verwendbar sind. Die zahlreichen Entscheidungen, auch höchstrichterlicher Instanzen, führen ziemlich übereinstimmend vier Punkte als kennzeichnend an. 1. Vorhandensein von Räumlichkeiten, die besonders hergerichtet sind, 2. Aufnahme von Kranken, 3. Behandlung von Leiden durch Ärzte und Pflege durch ärztliches Hilfspersonal, 4. gewisse Dauer des Aufenthalts. Diese Auffassung deckt sich also in vielem mit dem Wirthschen Vorschlag. Der Unterschied liegt hauptsächlich in der Verwendung des Begriffs „Krankheit" statt „Gesundheitsstörung".

Nun ist vor allem durch die Versicherungsgesetzgebung immer wieder die Frage aufgerollt worden, was denn „Krankheit" im Sinne dieser Vorschriften sei. Der Begriff ist allmählich durch grundsätzliche Entscheidungen schärfer gefaßt, als er bei Klinikern, Pathologen und im Sprachgebrauch ausgelegt wird, aber eben doch nur für die Erfüllung bestimmter gesetzlicher Absichten geklärt. Wir besitzen so zwar relative Definitionen des Krankheitsbegriffes, aber keine absoluten. Die Lücke zwischen medizinischer und juristischer Auffassung ist nicht geschlossen, die z. B. für die Krankenversicherung gewonnene Stellungnahme ist auf andere Gebiete nicht ohne weiteres übertragbar. Wir können aus der umfangreichen Literatur über diesen Streitpunkt für die Zwecke der statistischen Arbeit nur soviel entnehmen, daß die starke Betonung des *Funktionellen* statt des Morphologischen wertvoll ist, also die Tatsache, daß Störungen nachweisbar in Erscheinung treten, daß ein *Vorgang* zu bemerken ist. Die Wahl des Wortes „Gesundheitsstörung" in dem Wirthschen Vorschlag erscheint unter diesen Umständen recht zweckmäßig, da es weitergreifend auch die Einschränkung der Leistungsfähigkeit, soweit sie krankhafte Zustände herbeiführt, mit einbezieht und so das Arbeitsgebiet neuzeitlicher Krankenanstalten sachdienlich umschreibt. Die Abgrenzung gegen jene Anstalten, die zwar *auch* ärztliche Untersuchung und Behandlung, sachgemäße Pflege und sonstige Versorgung gewähren, aber nach der Art ihrer Insassen, ihrer Einrichtung und Betriebsführung und dem Grade der ärztlichen Mitarbeit sicher nicht mehr Krankenfürsorge treiben, sondern viel eher in ein anderes großes Arbeitsgebiet eingereiht werden müssen, ist nach dem Wirthschen Vorschlag möglich, wenngleich dazu gewisse Ergänzungen notwendig sind. Einige Beispiele können die Sachlage klären. Das Erholungsheim für Erwachsene nimmt neben Gesunden auch Personen, die an leichten Störungen leiden, auf, gibt auch vielfach eine ärztliche Untersuchung und gelegentlich eine Behandlung, ferner immer Pflege und Versorgung, ohne indes — mit Fug und Recht — als Krankenanstalt angesehen zu werden. Ganz ähnlich gibt es zahlreiche Kinderheime, bei denen zwar eine Überwachung des Anstaltsbetriebes und der Insassen durch den Arzt erfolgt und im Erkrankungsfalle auch die Behandlung einsetzt, das Maß dieser ärztlichen Mitwirkung aber verhältnismäßig gering ist. Mütter- und Wöchnerinnenheime ohne Entbindungseinrichtungen werden, auch wenn der Arzt gelegentlich zugezogen wird, gewiß nicht zu den Krankenanstalten gezählt werden können. Allen diesen Einrichtungen gemeinsam ist das Merkmal, daß sie die wichtigen Aufgaben der *Erhaltung* der Gesundheit zugleich mit anderen Zielen verfolgen, aber nicht der Krankenfürsorge dienen.

Es ist also notwendig, hierfür passende Merkmale zu suchen. Die Verhandlungen über die Abgrenzung zwischen Fürsorge und Behandlung geben dazu wichtige Hinweise. Nach jahrelangen Vorarbeiten ist auf dem Deutschen Ärztetag in Kolberg im Jahre 1930 eine gewisse Klärung erfolgt. In den „Richtlinien über die ärztliche Zusammenarbeit in der öffentlichen Gesundheitsfürsorge" finden sich folgende grundsätzlichen Stellungnahmen: „Aufgabe der öffentlichen Gesundheitsfürsorge ist die biologische Überwachung der für den normalen Bevölkerungsaufbau lebenswichtigen Gruppen, soweit diese von gleichartigen biologischen Schäden bedroht werden oder besonderen sozialen oder gewerblichen Schäden ausgesetzt sind, zum Zwecke der Verhütung und Erfassung der Volkskrankheiten." „Im Gegensatz zu der gruppenmäßigen Arbeit der öffentlichen Gesundheitsfürsorge ist die ärztliche Heilbehandlung ihrem Wesen nach auf das kranke Individuum, die Fürsorge für dieses und seine Umgebung eingestellt, ganz unabhängig, zu welcher bevölkerungspolitischen Gruppe oder wirtschaftlichen Schicht es gehört." Die Erläuterungen hierzu betonen den Gegensatz noch schärfer, indem sie die Wiederherstellung der durch Krankheit an der Leistungsfähigkeit und am Leben bedrohten Menschen als Aufgabe individueller heilärztlicher Tätigkeit gegenüberstellen der Erhaltung und Stärkung der Volksgesundheit und der Abwendung solcher Schäden, die gleichartig ganze Gruppen bedrohen, als Aufgaben der Fürsorge.

Maßnahmen der Gruppenfürsorge in diesem Sinne sind z. B. Einweisungen in Erholungsheime für Erwachsene und für Kinder, in Mütterheime u. dgl., während eine individuelle Heilbehandlung, wie sie den Krankenhausaufenthalt kennzeichnet, dort als Regelfall nicht beabsichtigt ist.

Ähnlich ist auch für die Bedürfnisse der Krankenanstaltsstatistik die Grenze gezogen. Es wurden alle diejenigen Anstalten ausgeschaltet, „in denen nur eine ärztliche Überwachung ohne regelmäßige ärztliche Behandlung stattfindet". Maßgebend für die Einreihung unter die Krankenanstalten ist also umgekehrt, daß die Insassen eine ärztliche Behandlung erhalten sollen und daß diese Tätigkeit die Regel bei den Insassen bildet. Beschränkt sich eine Anstalt lediglich auf eine ärztliche Überwachung der Insassen, z. B. durch eine Reihenuntersuchung zu Anfang und zu Ende des Aufenthalts (oder auch noch in der Zwischenzeit), sichert sie noch die erste Hilfeleistung im Erkrankungsfalle oder übernimmt sie auch *ausnahmsweise* Individualbehandlung, z. B. bei einem Unfall oder einer Infektionskrankheit, so ist das an sich kein Grund, diese Anstalten in die Liste der auf individuelle Heilbehandlung eingestellten Krankenanstalten aufzunehmen.

II. Grundsätze für die Durchführung der Krankenanstaltsstatistik im Deutschen Reiche (Beschluß des Reichsrats vom 17. September 1931, § 402 der Niederschriften).

I. Die alljährlich für das Kalenderjahr erfolgende Erhebung erstreckt sich einheitlich im Deutschen Reich auf *sämtliche* der geschlossenen *Krankenfürsorge* (Anstaltsbehandlung) dienenden Anstalten *jeder* Größe.

II. Die Erhebung wird

a) nach den *Zweckbestimmungen* der gesundheitspolitisch wichtigsten Krankenanstalten,

b) nach den *Trägern*

neu gegliedert.

Zu a) wird unterschieden nach

1. allgemeinen Krankenhäusern (einschließlich solcher mit einer oder mehreren verschiedenen Fachabteilungen),

2. Anstalten (Heilstätten, Tuberkulosekrankenhäuser) für Tuberkulosekranke einschließlich Lupuskranke, vorwiegend für Erwachsene,

3. Anstalten (Heilstätten, Tuberkulosekrankenhäuser) für Tuberkulosekranke einschließlich Lupuskranke, vorwiegend für Kinder,

4. Anstalten für kranke Säuglinge und Kinder,

5. Krüppelheilanstalten mit ständiger ärztlicher Behandlung,

6. Augenheilanstalten,

7. Heilanstalten für Haut- und Geschlechtskranke,

8. Krankenpflegeanstalten mit ständiger ärztlicher Behandlung zur dauernden Unterbringung von chronisch Kranken (Siechen) und hochgradig Altersgebrechlichen,

9. Heil- und Pflegeanstalten für Geisteskranke, Epileptiker usw. einschließlich solcher, in denen auch Nervenkranke usw. behandelt werden,

10. Anstalten für Schwachsinnige,

11. Heilanstalten für neurologisch Kranke,

12. Heilanstalten für Alkoholkranke und andere Rauschgiftsüchtige,

13. Entbindungsanstalten,

14. sonstigen näher zu bezeichnenden Fachanstalten,

15. Krankenabteilungen in Gefangenenanstalten.

Zu b) wird unterschieden nach
1. öffentlichen,
2. freien gemeinnützigen, } Krankenanstalten.
3. privaten

III. *Laufend ermittelt* werden Träger, Zweckbestimmung, Zahl und Bettenzahl der selbständigen Krankenanstalten und der für bestimmte Aufgaben vorgesehenen selbständigen Abteilungen sowie die Krankenbewegung in ihnen.

IV. Die jährliche Erhebung der *Krankheits- und Todesursachen* der in den Krankenhäusern verpflegten Personen im ganzen Reiche wird bis auf weiteres *eingestellt*. Als Ersatz sollen periodische Reichszählungen vorgenommen werden, deren Zeitpunkt und Häufigkeit vom Reichsministerium des Innern im Einvernehmen mit den Landesregierungen bestimmt wird. Die Durchführung repräsentativer Erhebungen über besonders dringliche Fragen durch einzelne Gebietskörperschaften wird hierdurch nicht berührt.

III. Technik der Durchführung.

A. Aufgaben der Krankenanstalten.

Allgemeines. 1. Maßgebend für die *Beteiligung* an der Krankenanstaltsstatistik ist, ob die in Betracht kommende Anstalt der *geschlossenen Krankenfürsorge* dient. Demnach sind alle diejenigen Anstalten nicht aufzuführen, in denen nur eine ärztliche Überwachung ohne regelmäßige ärztliche Behandlung stattfindet (vgl. S. 11/12). Typen solcher auszuschließenden Einrichtungen sind z. B. Anstalten a) für Gesunde, b) für Erholungsbedürftige, c) für tuberkulosegefährdete Kinder, d) für Gebrechliche (z. B. Invalide, Blinde oder Taubstumme), e) Anstalten, die vorwiegend der Erziehungs- oder Wirtschaftsfürsorge dienen (z. B. Waisenhäuser, Asyle für Obdachlose).

Um Wiederholungen zu vermeiden, werden an dieser Stelle Einzelheiten nicht behandelt. Bei der Besprechung der Spalte ,,Zweckbestimmung" werden die in Betracht kommenden Abgrenzungen im einzelnen erläutert werden.

Lediglich zu dem Begriff ,,*Erholungsheim*" ist unabhängig davon eine grundsätzliche Stellungnahme unvermeidbar. Fraglos wird die Einordnung der sog. Erholungsheime gelegentlich Kopfzerbrechen machen. Das liegt daran, daß wesensverschiedene Einrichtungen mit dieser Bezeichnung versehen werden, vielfach in der Absicht, den wahren Zweck entweder aus psychologischen Gründen gegenüber den Hilfesuchenden oder auch aus geschäftlichen Erwägungen heraus zu verdecken.

Verwunderlich ist allerdings dieser Wirrwarr nicht, da schon der Begriff der Erholung ganz verschieden gedeutet wird. Sowohl die „Vorratswirtschaft", das Ansammeln neuer Kräfte, wie die Deckung von Verlusten, das „Aufholen", wird in der Praxis der fürsorgerischen Arbeit unter dem Begriff „Erholung" verstanden. Dies muß in dem Augenblick zu Schwierigkeiten führen, wo Art und Grad der nötigen Maßnahmen besondere Anforderungen an die Anstalt stellen, wo die Grenze zwischen gesundheitlicher *Gefährdung* und gesundheitlicher *Störung* nicht erkennbar ist oder absichtlich übertreten wird.

Eine Klärung ist aber unbedingt erforderlich und wohl auch möglich. In Einrichtungen, die dem reinen Erholungszweck im Sinne der Erhaltung der Gesundheit dienen, können die Insassen ganz andersartige Anforderungen an den Aufenthalt stellen als etwa in einer Einrichtung mit Heil- oder Kurzweck. Art und Zahl der Nebenräume und der technischen Hilfsmittel, Art und Umfang der ärztlichen Mitwirkung, Vorbildung und Zahl des Hilfspersonals sind in einer Kuranstalt anders als in einem Erholungsheim. Dementsprechend können auch die Verpflegungssätze verschieden hoch bemessen werden. Leider hat sich die unbedingt notwendige Differenzierung auf diesem Gebiete noch nicht in dem nötigen Umfange durchgesetzt. Einen wertvollen Beitrag hierfür liefert ein von der Reichsarbeitsgemeinschaft für Jugenderholungs- und -heilfürsorge ausgearbeiteter Vorschlag zu einer „Gliederung der Jugend-Heil- und Erholungsmaßnahmen".

Sobald die Personen, die ein Erholungsheim aufnimmt, lediglich einen Umweltwechsel vornehmen, um sich in einer hygienisch einwandfreien Umgebung mit guter Verpflegung aufzufrischen und im Notfalle ärztliche Hilfe in Anspruch nehmen zu können, fehlen die wichtigsten Voraussetzungen einer Krankenanstalt. Schwieriger wird die Entscheidung schon dann, wenn zu den Vorzügen der Lage und des Klimas, der guten Unterkunft und Verpflegung besondere Behandlungsmaßnahmen hinzutreten, wie etwa aus dem Gebiete der physikalisch-diätetischen Therapie, und damit der Zweck des Aufenthalts sich mehr dem einer Kur nähert, auch wenn die Intensität der ärztlichen und pflegerischen Einwirkung erheblich geringer ist als in einer Kuranstalt. Derartige Einrichtungen werden am ehesten noch den sog. Genesungsheimen gleichgestellt und den Krankenanstalten hinzugerechnet werden können, zumal sie ja auch praktisch als Entlastungseinrichtungen und Nachbehandlungsstätten der allgemeinen und fachlichen Krankenhäuser gelten können.

2. Jede Krankenanstalt, die überhaupt zur Beantwortung verpflichtet ist, muß den Bogen ausfüllen, auch dann, wenn sie während des Berichtsjahres nur *zeitweilig in Betrieb* war. Anstalten, die während des ganzen Berichtszeitraumes geschlossen waren, brauchen keine Angabe zu machen, da die staatlichen Gesundheitsbeamten hierüber berichten.

3. Die *Bettenzahl* einer Anstalt spielt keine Rolle mehr. Sämtliche Anstalten, die überhaupt als Krankenanstalten bezeichnet werden können, sind zur Beantwortung verpflichtet, also auch diejenigen, die 10 Betten und weniger haben.

4. *Berichtsjahr* ist das Kalenderjahr. Es ist fraglos erschwerend, daß für viele statistischen Angaben das Kalenderjahr maßgebend ist, während für andere Zwecke, z. B. die Aufstellung des Haushalts, das Wirtschaftsjahr zugrunde gelegt wird. Es wäre ernsthaft zu prüfen, ob nicht ein einheitlicher Berichtszeitraum gewählt werden könnte. Unmöglich war es, eine Sonderregelung für die Krankenanstaltsstatistik vorzunehmen. So wurde an dem bisher üblichen Kalenderjahr festgehalten, zumal eine Reihe von Zahlen in Beziehung gesetzt werden muß zu Feststellungen, die sich aus der ebenfalls auf das Kalenderjahr abgestellten Statistik der Bevölkerungsbewegung ergeben. Die in der Krankenanstaltsstatistik verlangten Angaben sind derart, daß sie von jeder ordnungsmäßig geführten Krankenanstalt ohne besondere Mühewaltung beigebracht werden können, da sie fast alle ohnedies ständig vorhanden sein müssen.

5. Jede Krankenanstalt hat das von der statistischen Zentralstelle — meist durch die Hand des staatlichen Medizinalbeamten — zugestellte Erhebungsformblatt in dem auf den Abschluß des Berichtsjahrs folgenden Kalendermonat auszufüllen. Ein Doppel bleibt für die Anstaltsakten zurück, ein Stück ist an den staatlichen Medizinalbeamten im Laufe des Januar weiterzuleiten.

Abschnitt A.

Die doppelte Fragestellung nach dem *Träger* und der *Art der Anstalt* ist in der Absicht geschehen, ein möglichst klares Bild über die tatsächlichen Besitzverhältnisse und den Einfluß der hauptsächlich in Betracht kommenden

Träger zu gewinnen. Dabei ist bewußt mit der früheren Übung gebrochen worden, unter der gemeinsamen Bezeichnung „öffentliche Krankenanstalten" die Anstalten der öffentlichen und freien Wohlfahrtspflege zugleich aufzuführen. Vielleicht ist es auf die nur historisch zu erklärende Gruppierung in der amtlichen Statistik zurückzuführen, daß diese Einteilung auch in gebräuchlichen Lehrbüchern immer wiederkehrt. Es bedarf keiner besonderen Begründung, daß damit nur Unklarheiten gewonnen sind. Deswegen wird in Zukunft eine Dreiteilung erfolgen, so daß die „öffentlichen", die „freien gemeinnützigen" und die „privaten" Krankenanstalten gesondert ermittelt werden können.

Öffentliche Anstalten sind solche, die Eigentum von Gebietskörperschaften (z. B. Reich, Länder, Provinzen, Kreise, Bezirksämter usw., Gemeinden, Gemeindeverbände) oder von Sozialversicherungsträgern sind. Die Anstalten von Genossenschaften aller Art, die öffentlich-rechtliche Funktionen ausüben, sind also denen der Gebietskörperschaften gleichgestellt. Auch in den Fällen, in denen Arbeitsgemeinschaften, Zweckverbände, Vereine oder Gesellschaften von Gebietskörperschaften und Sozialversicherungsträgern Eigentümer einer Anstalt sind, ist die Einreihung unter die Gruppe der öffentlichen Anstalten ohne weiteres gegeben. Gelegentlich kommt es vor, daß eine Anstalt zwar nicht Eigentum einer Gebietskörperschaft oder eines Sozialversicherungsträgers ist, also z. B. einem Verein gehört, aber von einem der genannten öffentlichen Träger oder von beiden zusammen finanziell unterhalten wird. Auch in diesem Falle soll die Anstalt für die Zwecke der Statistik zu den öffentlichen gerechnet werden. Die Tatsache, daß etwa die Verwaltung von der öffentlichen Hand ausgeübt wird, genügt allein nicht; entscheidend ist zunächst die Verwendung öffentlicher Mittel an sich, dann der Umfang der finanziellen Beteiligung.

Die Abgrenzung der *privaten Krankenanstalten* ergibt sich ohne weiteres aus der Tatsache, daß sie nach § 30 der Gewerbeordnung einer Konzession bedürfen. Hier kommt nach der ständigen Rechtsprechung dem Nachweis, daß das Unternehmen auf Gewinnerzielung gerichtet ist, die ausschlaggebende Bedeutung zu.

Damit ergibt sich weiter für alle diejenigen Anstalten, die nicht zu einer dieser beiden Gruppen gehören, die Zugehörigkeit zu der Gruppe der *freien gemeinnützigen Krankenanstalten,* deren Träger hauptsächlich die organisierte Wohlfahrtspflege, seltener einzelne Unternehmer sind (vgl. S. 8). In Zweifelsfällen läßt sich die Entscheidung auch durch die Feststellung stützen, ob die in Betracht kommende Anstalt bei der Berufsgenossenschaft für Gesundheitsdienst und Wohlfahrtspflege oder bei einem Gemeindeversicherungsverband Mitglied ist. In einer verhältnismäßig kleinen Anzahl von Fällen gehören Anstalten Arbeitsgemeinschaften, Zweckverbänden, Vereinen oder Gesellschaften, an denen die freie Wohlfahrtspflege mehr oder minder stark neben der öffentlichen oder einem Sozialversicherungsträger oder beiden zusammen beteiligt ist. Immer dann, wenn überhaupt die freie Wohlfahrtspflege in diesem Sinne vertreten ist, empfiehlt es sich, die Entscheidung, in welche Gruppe die Anstalt einzureihen ist, nach dem Grundsatz zu fällen, daß die überwiegende Beteiligung oder die überwiegende finanzielle Leistung den Ausschlag gibt. Es ist also durchaus denkbar, daß bei einer Anstalt im Laufe der Jahre Veränderungen eintreten, wenn die Anteile der einzelnen Geldgeber wechseln.

Zweckbestimmung. Die Einteilung soll den zahlenmäßigen Nachweis darüber bringen, in welcher Art und in welchem Umfang das Krankenanstaltswesen den Fortschritten der Heilkunde angepaßt wird. Zunächst sollen alle diejenigen Krankenanstalten erfaßt werden, die nicht für einen bestimmten Sonderzweck allein vorgesehen sind, sondern mehr oder minder verschiedene Krankheitsarten aufnehmen. Ferner soll gezeigt werden, wie weit die *Spezialisierung* im einzelnen gediehen ist und in welcher Form sie vor sich geht. Zu diesem Zwecke werden den allgemeinen Krankenanstalten eine Reihe besonders wichtiger selbständiger Fachanstalten gegenübergestellt und außerdem die entsprechenden selbständigen Fachabteilungen innerhalb einer umfassenden Anstalt erfragt. Bei dieser Gelegenheit ist auch der Versuch gemacht worden, die Gruppe der reinen Pflegeanstalten für körperlich Kranke im Gegensatz zu denjenigen mit überwiegendem Heilzweck besonders herauszuheben.

Bei jeder selbständigen Anstalt ist die für ihre Zweckbestimmung in Betracht kommende Angabe durch *Unterstreichung* kenntlich zu machen. Im Zweifelsfall richtet sich die Wahl der Nummer nach dem überwiegenden Zweck (z. B. Nr. 2 und 3).

Jede selbständige Anstalt darf nur einmal in der Liste erscheinen. *Universitätskliniken* und ähnliche Anstalten für Lehrzwecke gelten stets als selbständige Anstalten, ohne Rücksicht darauf, wie sie baulich angeordnet sind.

Nr. 1. *Allgemeine Krankenhäuser.* Hierher gehören einmal die besonders in ländlichen Gegenden zu findenden Krankenhäuser mit chirurgischen und inneren Stationen, die nicht selten noch über geburtshilflich-gynäkologische und Kinderbetten verfügen. Weiter sind unter derselben Nummer auch die umfassenden Krankenhäuser anzuführen, die besonders in Großstädten vorhanden sind und zahlreiche Fachabteilungen für die verschiedensten Sondergebiete der Medizin unter einem Dache oder auf einer Geländeeinheit vereinigen.

Der Entscheidung im Einzelfall muß es vorbehalten bleiben, ob die bauliche Anordnung und die Art der Betriebsführung ohne Rücksicht auf die zusammenfassende wirtschaftliche Leitung die Selbständigkeit einer Anstalt begründet. So werden die einzelnen Anstalten, die wirtschaftlich und verwaltungsmäßig zu sog. Krankenstädten zusammengeschlossen sind, für die Zwecke der Statistik als selbständig angesehen werden müssen.

Auch die sog. Sanatorien, Kuranstalten und ähnliche Einrichtungen, die meist in privater Hand sind, gehören hierher, soweit sie nicht lediglich einem bestimmten Zweck, z. B. der Tuberkulosebekämpfung, vorbehalten sind. Es wird sich meist um Anstalten handeln, die Kranke mit inneren und Nervenleiden, vielfach auch besonders noch mit Stoffwechselstörungen neben sog. Erholungsbedürftigen aufnehmen und nach ihrem ganzen Zuschnitt als Krankenanstalt zu werten sind. Auch im Jahrbuch der ärztlich geleiteten Heilanstalten und Privatkliniken Deutschlands ist diese Gruppierung üblich.

Da für einen großen Teil der Fachgebiete nicht eigene Anstalten vorhanden sind, sondern hauptsächlich Abteilungen an umfassenderen allgemeinen Krankenanstalten vorgezogen werden, ist es naturgemäß notwendig, die für die einzelnen Zwecke insgesamt vorhandenen Betten ohne Rücksicht darauf, ob sie in einer selbständigen Anstalt oder einer selbständigen Station vorhanden sind, zu erfassen. Deswegen ist im Abschnitt C eine entsprechende Fragestellung vorgesehen.

Beispiele: 1. Ein Kreiskrankenhaus mit einer inneren und chirurgischen Station sowie einigen Betten für Entbindungen und Säuglinge unterstreicht Nr. 1 und füllt unter C lediglich die Nummer 1 der Vorspalte aus, da zur Aufnahme von Entbindenden und Säuglingen keine „selbständige" Abteilung vorhanden ist.

2. Ein Krankenhaus mit besonderen Stationen für innere, chirurgische, geburtshilflich-gynäkologische, Augen-, Hals,

Nasen- und Ohren-, Haut- und Geschlechtskranke unterstreicht Nr. 1 der Liste der Zweckbestimmungen. Unter C, Nr. 1 der Vorspalte wird die Krankenbewegung der Gesamtanstalt nachgewiesen, außerdem wird nach den einzelnen Fachabteilungen unter Benutzung der Nummern 6 (Augenkranke), 7 (Haut- und Geschlechtskranke), 14 (einzufügen: „Hals-Nasen-Ohren") aufgegliedert, und schließlich wird die Übersicht D ausgefüllt.

Nr. 2. *Anstalten (Heilstätten, Tuberkulosekrankenhäuser) für Tuberkulosekranke einschließlich Lupuskranke, vorwiegend für Erwachsene.* Die Grenzen, die aus wirtschaftlichen Erwägungen heraus den der Tuberkulosebekämpfung dienenden Krankenanstalten gesetzt werden müssen, je nachdem ob sie mehr für Heilverfahren im Sinne der Versicherungsgesetzgebung oder zur krankenhausmäßigen Behandlung schwerer erkrankter Tuberkulöser oder zur Isolierung von Bacillenstreuern benutzt wurden, sind nicht scharf genug, um statistisch beachtet werden zu können.

Die Heilstätten erweitern ihren Aufgabenbereich bewußt und nehmen vielfach auch eine begrenzte Zahl von „Bewahrungskranken" auf, in den Tuberkulosekrankenhäusern wird neben Beobachtungskranken, neben den einer Krankenhausbehandlung zuzuführenden Phthisikern auch ein bestimmter Teil von Heilverfahren durchgeführt und außerdem noch einer beschränkten Zahl von Bacillenstreuern eine dauernde Unterbringung geboten[1].

Unter diesen Umständen muß sich die Statistik damit begnügen, lediglich den Anteil der Krankenanstalten an der Tuberkulosebekämpfung überhaupt festzustellen und eine Darstellung der Verhältnisse im einzelnen einer repräsentativen Feststellung überlassen.

Zwischen den verschiedenen *Formen der tuberkulösen Erkrankungen* ist kein Unterschied gemacht. Anstalten für Lungentuberkulöse sind also ebenso nachzuweisen wie solche für Kranke mit peripherer Tuberkulose; Anstalten zur Behandlung von Kranken mit Knochen- und Gelenktuberkulose sind als reine Fachanstalten hier und nicht unter der Rubrik „Krüppelheime" aufzuzählen. Sinngemäß sind solche Abteilungen in Kinderkrankenhäusern unter C, 3 zu behandeln.

Auch Anstalten zur Behandlung von *Lupuskranken* gehören hierher, es wäre unlohnend, sie besonders anzugeben.

---

[1] Vgl. *Goldmann*, Über die Bewahrung ansteckend Tuberkulöser. Klin. Wschr. **1927**, Nr. 4.

Dagegen soll nach dem *Alter der Insassen* unterschieden werden. Anstalten für Erwachsene sind gesondert von denen für Kinder nachzuweisen, da eine derartige Trennung wohl überall aus sachlichen Gründen (Superinfektion, pädagogische Rücksichten) vorgenommen wird, auch wenn dabei Abteilungen statt der Sonderanstalten gewählt werden. Dort, wo Erwachsene und Kinder nebeneinander behandelt werden, soll sich die Entscheidung danach richten, für welche Altersklasse die Zahl der planmäßig vorgesehenen Betten überwiegt, unter C können dann die Einzelheiten angegeben werden.

Nr. 3. *Anstalten (Heilstätten, Tuberkulosekrankenhäuser) für Tuberkulosekranke einschließlich Lupuskranke, vorwiegend für Kinder.* Hier und da werden über die Auslegung Zweifel entstehen. Die Ausführungen, die bereits bei der Erläuterung des Begriffs Erholungsheim gemacht sind, gelten sinngemäß auch hier. Gerade auf dem Gebiete der Tuberkulosebekämpfung ist die notwendige Differenzierung zwischen Einrichtungen der Erholungsfürsorge und solchen der Heil- bzw. Kurfürsorge verhältnismäßig weit gediehen, aber keineswegs überall einheitlich und völlig durchgeführt. Das Firmenschild ist ebensowenig entscheidend für die Einreihung wie etwa der Umstand, daß die Anstalt über eine Höhensonne verfügt.

Alle diejenigen Heime, die lediglich *tuberkulosegefährdete* Kinder aufnehmen und tuberkulosekranke, an aktiver Tuberkulose leidende Kinder grundsätzlich ablehnen, gehören ebensowenig in diese Gruppe wie etwa die einfachen Erholungsheime, die *Tuberkulosebedrohte* ohne nachweisbare Krankheitserscheinungen beherbergen. Der Unterschied ist in der Hauptsache, wie *Berghaus* betont, ein innerer, der sich aus der Art der Belegung, aus der Tätigkeit von Arzt und ärztlichen Hilfskräften zwanglos ergibt.

Nr. 4. *Anstalten für kranke Säuglinge und Kinder.* Eine Trennung nach Altersklassen ist nicht erfolgt, da es zweckmäßig erschien, die im Dienste der Kinderheilkunde stehenden Anstalten als eine Einheit zu betrachten. Soweit nicht selbständige Kinderkrankenhäuser vorhanden sind, wird der sog. Kindertrakt im *Schlossmann*schen Sinne bevorzugt, dessen bauliche Abgrenzung gegenüber anderen Abteilungen die statistische Erfassung erleichtert.

Gelegentlich finden sich innerhalb eines Kinderkrankenhauses besondere Fachabteilungen, z. B. zur Behandlung von tuberkulösen oder geschlechtskranken Kindern. Handelt es sich nicht nur um einzelne Betten, sondern um in sich abgeschlossene besondere Abteilungen, sind sie unter den in Betracht kommenden Nummern von C, z. B. Nr. 3 oder Nr. 7, einzeln nachzuweisen.

Unerheblich ist es, welche *Bezeichnungen* die einzelnen Anstalten tragen. Es werden deswegen Säuglingskrankenhäuser, Kinderkrankenhäuser, Kinderheilstätten hier nachgewiesen werden, aber auch Kindersanatorien, Kinderkuranstalten, Kinderheime, soweit bei ihnen ärztliche Behandlung als Regelleistung vorgesehen ist.

Dagegen ist es notwendig, gegenüber zwei Gruppen eine *Abgrenzung* vorzunehmen. Diejenigen Anstalten, die nur gesunde Kinder aufnehmen, müssen ausgesondert werden. Es handelt sich um die Säuglingsheime bzw. -stationen (z. B. in Entbindungsanstalten), die in der Regel nur gesunde Säuglinge verpflegen, ferner um Erholungsheime in engerem Sinne. Hierüber ist bereits das Notwendige gesagt (S. 14/15). In denjenigen Fällen, in denen Stationen sowohl für gesunde wie für kranke Säuglinge vorgesehen sind und der Charakter der Anstalt einem klinischen Betrieb angeähnlt ist, wird man zweckmäßig die Nachweisung hier vornehmen, ebenso wie bei denjenigen Erholungsheimen, die trotz des Namens tatsächlich nach der Art ihrer Insassen, nach Art und Umfang der ärztlichen und pflegerischen Versorgung den Genesungsheimen oder der Kuranstalt gleichgestellt werden können. In Zweifelsfällen wird der staatliche Gesundheitsbeamte die Entscheidung auf Grund seiner persönlichen Kenntnis treffen können. Fast alle Länder haben ihm, sofern es bisher noch nicht üblich war, im Anschluß an das Rundschreiben des Reichsministeriums des Innern über die Verhütung der Einschleppung übertragbarer Krankheiten in Kinderheime vom 12. Juni 1930 — II A 1731/6. 5. — die fortlaufende Besichtigung sämtlicher Kinderheime zur Dienstpflicht gemacht.

Wesentlich einfacher liegen die Dinge bei denjenigen Einrichtungen der Kinderfürsorge, die in erster Linie der erzieherischen oder wirtschaftlichen Fürsorge dienen. Waisenhäuser sind also nicht namhaft zu machen, auch dann nicht, wenn sie, wie es wohl allgemein üblich ist, einzelne Krankenzimmer oder eine kleine Krankenstation aufweisen.

Nr. 5. *Krüppelheilanstalten mit ständiger ärztlicher Behandlung.* Maßgebend für die Einreihung ist einmal, daß es sich um eine *Heil*anstalt handelt, zweitens, daß *ständig ärztliche Behandlung* vorgesehen ist.

Auszuschalten sind also an dieser Stelle die Pflegeheime zur dauernden Unterbringung siecher Krüppel, die unter Umständen unter Nr. 8 nachgewiesen werden können. Ebenso sind diejenigen Einrichtungen auszunehmen, in denen keine ständige ärztliche Behandlung durchgeführt wird.

Für den überwiegenden Teil der hier nachzuweisenden Anstalten wird die in den Ausführungsbestimmungen zum preußischen Gesetz, betreffend die öffentliche Krüppelfürsorge, vom 6. Mai 1920 gegebene Definition gelten, wonach ein Krüppelheim eine Anstalt ist, in welcher durch *gleichzeitiges Ineinanderarbeiten von Klinik, Schule, Berufsausbildung und Berufsberatung* der Krüppel zur höchstmöglichen wirtschaftlichen Selbständigkeit gebracht werden soll.

Falls in sich abgeschlossene Stationen für knochen- und gelenktuberkulöse Kinder vorhanden sein sollten, so sind sie im Abschnitt C unter der Nr. 3 besonders nachzuweisen.

Orthopädische Kliniken und orthopädische Stationen, die nicht mit Einrichtungen zur schulischen Erziehung und Berufsausbildung verbunden sind, sollen unter Nr. 14 besonders aufgeführt werden.

Nr. 6. Die *Augenheilanstalten* sind außer den Entbindungsanstalten die einzigen Sondereinrichtungen für körperlich Kranke gewesen, die in der amtlichen Statistik von Anfang an ausgezählt worden sind. Mit Rücksicht auf die Angaben, die sich über mehr als 50 Jahre erstrecken, ist davon abgesehen worden, auf diese Fragestellung zu verzichten, obgleich andere Fachgebiete, deren Bedeutung und Berücksichtigung in der geschlossenen Fürsorge keineswegs geringer ist, nicht einzeln aufgeführt worden sind.

Nr. 7. *Heilanstalten für Haut- und Geschlechtskranke.* Es wäre an sich von großem Wert zu wissen, in welchem Umfange Krankenanstalten bei der Durchführung der im Reichsgesetz zur Bekämpfung der Geschlechtskrankheiten gestellten Aufgaben beteiligt sind. Leider mußte auf die Aussonderung derjenigen Anstalten und Abteilungen, die *lediglich* Geschlechtskranke aufnehmen, verzichtet werden, da sie praktisch kaum durchführbar ist.

Für den Nachweis etwa vorhandener urologischer Abteilungen kommt die Nr. 14 im Abschnitt C in Betracht.

Nr. 8. *Krankenpflegeanstalten mit ständiger ärztlicher Behandlung zur dauernden Unterbringung chronisch Kranker (Siecher) und hochgradig Altersgebrechlicher.* Kennzeichnend für die Entwicklung des Krankenanstaltswesens in den letzten Jahrzehnten ist das Bestreben, zwischen Anstalten mit überwiegendem Heilzweck und solchen mit überwiegendem Pflegezweck zu unterscheiden.

Die *Notwendigkeit* hierzu ergab sich sowohl aus sachlichen wie aus finanziellen Erwägungen. Der Kranke, der wegen des Mißverhältnisses seiner körperlichen und geistigen Leistungsfähigkeit zur Lebenshaltung seiner Umgebung dauernd in einer Anstalt untergebracht werden muß, stellt ganz andere Ansprüche an Anlage, Einrichtung und Betrieb, als der akut Erkrankte, der Heilbehandlung im Krankenhaus sucht. Der Bedarf an ärztlicher und pflegerischer Hilfe, an sachlichen Aufwendungen ist nicht nur dem Grade nach, sondern auch der Art nach verschieden. Infolgedessen stellen Anlage und Unterhaltung von Pflegeanstalten wesentlich geringere Ansprüche an den Kostenträger, als es bei einem allgemeinen Krankenhaus · oder einer Fachanstalt mit überwiegendem Heilzweck möglich ist.

Praktisch ist diese Entwicklung bereits dahin gediehen, daß Pflegeanstalten oder Pflegeabteilungen als Entlastungseinrichtungen der Heilanstalten mehr und mehr verwandt werden[1].

Die Statistik sucht dieser Entwicklung durch die besondere Aufführung der Nr. 8 Rechnung zu tragen. Die Gruppe umfaßt diejenigen Krankenpflegeanstalten, die gekennzeichnet sind durch 1. das Ziel der Dauerunterbringung, 2. die Art der Insassen: chronisch Kranke (Sieche) und hochgradig Altersgebrechliche, 3. die Notwendigkeit ständiger Betreuung der Pfleglinge durch Arzt *und* Pflegepersonal. Das Alter der Kranken ist also für die Beurteilung unwesentlich. In vielen Pflegeanstalten finden sich Kranke der jüngeren Jahrgänge, die z. B. an bösartigen Geschwülsten, chronischen Krankheiten des Nervensystems, Folgezuständen von Aufbrauchkrankheiten leiden, neben einer mehr oder minder großen Zahl von alten Leuten, bei denen die Krankheitserscheinungen des Alters bereits stark in den Vordergrund gerückt sind.

Solche Anstalten werden außerordentlich verschieden benannt. Es findet sich die *Bezeichnung* Siechenhaus, Pflegeheim, Hospital, Spital, ja auch Altersheim, wobei die Namen vielfach geschichtlich überkommen oder aus psychologischen Gründen gewählt sind.

Von den Krankenhäusern *unterscheiden sich* die Krankenpflegeanstalten im wesentlichen durch die Pflege-

---

[1] Vgl. Handbuch der sozialen Hygiene und Gesundheitsfürsorge, Bd. VI sowie Handbücherei für das gesamte Krankenhauswesen, Bd. III, Abhandlungen über „Siechenhäuser und Altersheime".

bedürftigkeit der Insassen, die lange Dauer des Aufenthalts, den verringerten Bedarf an ärztlicher Hilfe und sachlichen Aufwendungen, die einfachere Einrichtung, den billigeren Betrieb.

Damit ergibt sich auch die Abgrenzung gegenüber dem *Altersheim*. Dieses gibt als Einrichtung der wirtschaftlichen Fürsorge erwerbsunfähigen alten Personen ohne wesentliche Krankheitserscheinungen dauernd Obdach und Verpflegung und ahmt in Anlage, Einrichtung und Betrieb den Familienhaushalt nach. Unter die Gruppe der Altersheime werden zahlreiche Einrichtungen fallen, die als Stift, Bürgerhaus, Invalidenheim, Hospital, Spital, Altersversorgungsanstalt, Bürgerheim, Rentnerheim, Feierabendhaus, Versorgungshaus, Altenheim, Pfründneranstalt bezeichnet werden.

In jedem einzelnen Fall wird zu prüfen sein, ob die betreffende Anstalt in Anlage, Einrichtung und Betrieb mehr den Charakter der Krankenanstalt oder des Altersheims hat. Dabei ist es ohne Einfluß, daß viele Altersheime Krankenzimmer oder kleine Krankenstationen besitzen, und daß sie ärztliche Hilfe für den Fall einer Erkrankung heranziehen. Auch hier paßt der grundsätzliche Unterschied zwischen Überwachung fürsorgebedürftiger Gruppen und Heilbehandlung im Einzelfall, auf den bereits hingewiesen wurde (S. 10/12).

Gelegentlich unterhalten größere Verbände Pflegeanstalten, die gleichzeitig körperlich und geistig Kranke, bei denen eine Heilung nicht in Betracht kommt, aufnehmen. In diesem Fall wird sich die Einreihung in die Statistik danach richten, welcher Gruppe die überwiegende Zahl von Betten planmäßig zugedacht ist. Der Abschnitt C bietet im übrigen die Möglichkeit, die einzelnen Abteilungen gesondert aufzuführen.

Nr. 9. *Heil- und Pflegeanstalten für Geisteskranke, Epileptiker usw. einschließlich solcher, die auch Nervenkranke usw. behandeln.* Die Rubrik ist zunächst die Sammelgruppe für alle Anstalten zur Aufnahme von Erkrankungen des Nervensystems, sofern es sich nicht um reine Fachanstalten der Gruppen 10—12 handelt. Es ist also unwesentlich, ob es sich um offene oder geschlossene Anstalten oder Abteilungen handelt.

Die umfassendere Anstalt zur Behandlung der verschiedensten Krankheitsarten ist die häufigste Lösung.

Seit langem nahmen die Anstalten für Geisteskranke gleichzeitig auch Epileptiker und Schwachsinnige auf, neuerdings tritt das Bestreben immer stärker hervor, diese Irrenanstalten weiter aufzulockern, indem offene Abteilungen für Rauschgiftsüchtige, Abteilungen für neurologisch Kranke, für funktionelle Erkrankungen des Nervensystems oder psychisch Unzulängliche hinzugenommen werden, so daß ein Staffelsystem erreicht wird.

Aus diesen Gründen wäre es zwecklos, die statistische Differenzierung zu weit zu treiben. Vielmehr begnügte man sich mit der Hervorhebung einiger Fachanstalten oder Fachabteilungen von besonderer Eigenart, die häufiger selbständig vorkommen.

Der Abschnitt C bietet die Möglichkeit, die einzelnen Abteilungen zur Behandlung der verschiedensten Krankheitsarten für sich aufzuführen, wobei auch Stationen für tuberkulöse Geisteskranke gesondert anzugeben sind.

Die *Begriffsbezeichnung* schließt sich in diesem Falle der verbreitetsten Namensgebung und dem derzeitigen Stand der Auffassungen über die Zweckbestimmung der Anstalten an, indem sie die Worte Heil- und Pflegeanstalt beibehält. Selbstverständlich ist der Name der Anstalt nicht maßgebend, sondern ihr Zweck. Es gehören also Heilanstalten oder „Sanatorien für Nerven- und Gemütskranke", die den angegebenen Merkmalen entsprechen, hierher.

Nr. 10. *Anstalten für Schwachsinnige.* Der Unterbringung von Schwachsinnigen dienen teils Sonderanstalten, teils Fachabteilungen innerhalb von Heil- und Pflegeanstalten für psychisch Kranke. Auf die Unterscheidung zwischen bildungsfähigen und bildungsunfähigen ist für die Zwecke der Statistik verzichtet, da in derselben Anstalt meist beide Gruppen beherbergt werden. Maßgebend für die Aufzählung unter dieser Nummer ist, ob Einrichtung und Betrieb, vornehmlich die Intensität der ärztlichen und pflegerischen Versorgung, den Begriff der Krankenfürsorge rechtfertigen.

Nr. 11. *Heilanstalten für neurologisch Kranke.* Auf dem großen Gebiet der Nervenkrankheiten ist in neuerer Zeit eine Arbeitsteilung zwischen Psychiatrie und Neurologie und eine Abgrenzung gegenüber der inneren Medizin erfolgt. Der Neurologie wurden selbständige Arbeitsstätten in großen Krankenanstalten geschaffen. Nachdem dieses Arbeitsgebiet zunehmende Beachtung gefunden hat, wurde es für zweckmäßig erachtet, auch statistische Unterlagen über den Umfang dieser Arbeit zur Verfügung zu stellen. Praktisch werden hauptsächlich „Abteilungen" unter C, Nr. 11 in Betracht kommen.

Nr. 12. *Heilanstalten für Alkoholkranke und andere Rauschgiftsüchtige.* Zur Bekämpfung der Rauschgiftsuchten ist in neuerer Zeit eine größere Zahl von Fachanstalten geschaffen worden. Die überwiegende Mehrzahl von ihnen ist für die Durchführung von Entziehungskuren bestimmt und trägt den Charakter offener Heilstätten. Fast alle dienen der Behandlung von Alkoholkranken, während andere Rauschgiftsüchtige wohl nur in Ausnahmefällen mit aufgenommen werden. Daneben werden vielfach auch geschlossene Anstalten für die Bekämpfung der Rauschgiftsuchten bereitgestellt, öfter in der Form, daß Anstalten zur Aufnahme von psychisch Kranken eine Sonderabteilung für Rauschgiftsüchtige unterhalten.

Die Rubrik gibt die Möglichkeit, alle diese Einrichtungen zahlenmäßig zu erfassen.

Bewahrungsheime für chronische Trinker, die bisher nur spärlich vorhanden und meist mit Arbeiterkolonien identisch sind, gehören nicht in diese Gruppe, da sie nicht als Krankenanstalten im eigentlichen Sinne des Wortes angesehen werden können.

In der Mehrzahl der Fälle wird es sich bei den selbständigen Anstalten um sog. Privatsanatorien handeln oder um freie gemeinnützige Einrichtungen. Für die Sonderabteilungen innerhalb umfassenderer Krankenanstalten, z. B. von Heil- und Pflegeanstalten für Geisteskranke oder auch von allgemeinen Krankenhäusern für körperlich Kranke, bietet der Abschnitt C Gelegenheit des Nachweises.

Nr. 13. *Entbindungsanstalten.* Alle selbständigen Anstalten, in denen regelmäßig Geburtshilfe geleistet wird und dafür die nötigen Vorkehrungen getroffen sind, gehören hierher, auch dann, wenn gleichzeitig gynäkologische Stationen vorhanden sind. Handelt es sich jedoch um geburtshilfliche Abteilungen an allgemeinen Krankenhäusern, so erfolgt der Nachweis im Abschnitt C unter Nr. 13, wiederum unter Ausschluß der gynäkologischen Stationen.

Auszuschalten sind Mütter- und Wöchnerinnenheime, die nicht über Entbindungseinrichtungen verfügen.

Nr. 14. *Sonstige Fachanstalten.* Es ist immer mißlich, wenn eine Statistik auch nach „sonstigen" Einrichtungen fragen muß. Doch verbieten es die Vielgestaltigkeit und die Ungleichmäßigkeit der Entwicklung, sämtliche in Betracht kommenden Fachgebiete aufzuführen. Die unter den Nummern 1—13 noch nicht aufgeführten Sondereinrichtungen finden sich nur in wenigen Großstädten und meist nur an Universitätskliniken. Es ist daher an dieser Stelle die Möglichkeit offen gelassen worden, bisher nicht aufgeführte selbständige Fachanstalten — ebenso unter C 14 die entsprechenden Fachabteilungen — im einzelnen namhaft zu machen.

In erster Linie werden hierfür Anstalten bzw. Abteilungen für Orthopädie, Hals-, Nasen-, Ohrenkranke, Rheumakranke, Herzkranke, Erkrankungen der Harnorgane, elektrophysikalische Therapie in Betracht kommen können, während Anstalten oder Abteilungen für Magen-, Darm- und Stoffwechselkranke wahrscheinlich in der Mehrzahl der Fälle nicht selbständig sein werden oder nicht als besondere Abteilungen von inneren Stationen abgegrenzt werden können.

Die Rubrik dient zunächst dazu, *Material zu sammeln*. Die Erfahrung muß zeigen, ob eine Verwertung in Betracht kommt und ob in Zukunft die eine oder andere neue Frage eingefügt werden muß.

Nr. 15. *Krankenabteilungen in Gefangenenanstalten.* Der Gutachterausschuß für das öffentliche Krankenhauswesen hat in seinen „Richtlinien zur Aufnahme von Gefangenen in Krankenhäusern" betont, „die Fürsorge für erkrankte Gefangene (Untersuchungsgefangene wie Strafgefangene) ist in erster Linie Sache der Verwaltung der Strafanstalten, die für Bereitstellung ausreichender Lazarettabteilungen und Isolierzellen Sorge zu tragen haben."

Es ist auch bisher üblich gewesen, über den Umfang dieser Sondereinrichtungen Rechenschaft abzulegen, doch waren diese Nachweisungen nicht in die der Gesundheitsverwaltung aufgenommen. Wegen der Bedeutung dieses Arbeitsgebietes sowohl für die Krankenfürsorge wie für die Rechtspflege erfolgt eine einheitliche Berichterstattung auch im Rahmen der Krankenanstaltsstatistik.

Abschnitt B.

Begriff „Bett". Es ist oft bemängelt worden, daß der Begriff Bett recht verschieden gedeutet wird. Ja, gelegentlich ist in Statistiken nicht einmal zwischen Betten für Kranke und Betten für Personal unterschieden worden. Zunächst ist also darauf hinzuweisen, daß *lediglich Krankenbetten* gezählt werden dürfen.

Handelt es sich hier eigentlich um eine Selbstverständlichkeit, so bedarf die weitere Frage wesentlich ernsterer Überlegung, nach welchen Gesichtspunkten die Bettenzahl errechnet werden soll. Für statistische Zwecke ist am wichtigsten die Zahl der für die *regelmäßige* Belegung unter *normalen* Verhältnissen vorgesehenen Betten. Dieser sog. Normalbettenbestand ist dem Haushaltsplan der Anstalt zugrunde gelegt und dient der Verwaltung als Grundlage, um die Kopfstärke des Personals und die sachlichen Leistungen der Anstalt zu bemessen.

Die Statistik fragt aus diesem Grunde zunächst nach den *planmäßigen* Krankenbetten, und zwar am Beginn und Ende des Berichtsjahrs, um durch Vergrößerung oder Verkleinerung entstehende Veränderungen während des Jahres festhalten zu können. Ferner wurde eine Frage nach den *überplanmäßigen* Betten eingeschaltet, deren Bestand am Jahresschluß ermittelt werden soll. Dadurch soll ein ungefährer Überblick über die äußerste Aufnahmefähigkeit der Anstalten gewonnen werden. Es ist besonders in größeren Anstalten üblich, in Zeiten stärkeren Andrangs, z. B. bei Epidemien, Reservebetten in beträchtlicher Zahl in Gebrauch zu nehmen. Sie sind also nur für die *vorübergehende* Belegung bestimmt, die Kenntnis ihrer Zahl ist aber wichtig, um die Arbeitsleistung einer Anstalt richtig würdigen zu können.

Die weiteren Fragen über Abteilungen und Betten, die neu *in Betrieb genommen* oder *geschlossen* wurden, sind nötig, um bei zeitlichen Vergleichen die Ursache erheblicherer Veränderungen aufklären zu können. Die Zweckbestimmung kann zur Vereinfachung mit Nummern angegeben werden. Handelt es sich um mehrere verschiedenartige Abteilungen, so ist für jede Abteilung mit den zu ihr gehörenden Betten eine Einzelangabe nötig, wofür notfalls Einlagebogen zu verwenden sind.

Abschnitt C.

Der Abschnitt soll einen Überblick über die *quantitative Leistung* der einzelnen Anstalt geben, und zwar erstens für die gesamte Anstalt, zweitens für diejenigen Fachabteilungen, die in der Liste der Zweckbestimmungen aufgeführt sind.

Da hier die Bettenzahl als Ausgangspunkt gewählt ist, liefert die Fragestellung auch das Material für die Übersicht über den Umfang der Krankenfürsorge auf den einzelnen Gebieten. Um ein ungetrübtes Bild zu erhalten, müssen jedoch alle diejenigen Maßnahmen ausgesondert werden, die zwar von der Anstalt aus eingeleitet und zum Teil auch überwacht werden, aber nicht mehr den vollen Einsatz der üblichen Anstaltsleistungen, insbesondere Unterkunft, Beköstigung, ärztliche und pflegerische Versorgung, voraussetzen. Dazu gehört hauptsächlich die *Familienpflege* und die *Beurlaubung als Vorstufe der Entlassung*, die bei Anstalten für psychisch Kranke, vereinzelt auch bei Krankenpflegeanstalten für chronisch körperlich Kranke, eine nicht unerhebliche Rolle spielen.

Die Familienpfleglinge, die im näheren oder weiteren Umkreis der Anstalt bei geeigneten Familien wohnen, beköstigt und beschäftigt werden, gehören nach der überwiegenden Auffassung verwaltungsmäßig zum Verband der Anstalt und stehen auch tatsächlich noch in bestimmten Beziehungen zu ihr. Die Anstalt zahlt das Pflegegeld, überwacht sie ärztlich, kleidet sie, versorgt sie im Falle einer akuten Erkrankung und nimmt sie bei Verschlimmerung ihres Zustandes formlos wieder in die Anstalt zurück. Das Bett, das die Familienpfleglinge ursprünglich in Anspruch genommen hatten, wird in der Regel anderweitig besetzt.

Es ist unmöglich, Familienpfleglinge, wie es gelegentlich geschieht, ohne weiteres in der Krankenbewegung aufzuführen, denn der von der Anstalt für einen Insassen geleistete Verpflegungstag ist völlig anders zu bewerten als die Leistung außerhalb einer Anstalt, und jede weitere Schlußfolgerung, z. B. über die Ausnutzung der Betten, geht von einer unsicheren Grundlage aus, wenn z. B. in der Zahl der Verpflegten und der Verpflegungstage auch die Familienpfleglinge eingeschlossen wären. Hinzu kommt, daß hier und da die Überwachung aus organisatorischen Gründen den Einrichtungen der offenen Fürsorge für Nerven- und Gemütskranke übertragen ist. Für die Zwecke der Statistik kommt es darauf an, das Bild der Anstaltsarbeit im strengen Sinne darzustellen, aber es wäre ein Mangel, die Arbeit im Wege der Familienpflege in der Nachweisung zu vernachlässigen. Es ist daher entsprechend der Meinung fast sämtlicher preußischer Provinzialheil- und -pflegeanstalten der Ausweg eingeschlagen worden, durch Ausgliederung dieser Gruppe das gewünschte Ziel zu erreichen. Die Krankenbewegung für die Familienpfleglinge ist also gesondert anzugeben. Das gleiche gilt auch für die Beurlaubten, die für kürzere Zeit — oft für einige Wochen — die Anstalt verlassen dürfen, um die Probe ihrer Entlassungsfähigkeit abzulegen, ohne daß ihr Bett sofort neu belegt wird. Kurzfristige Beurlaubungen wegen Todesfalls, Wahrnehmung von gerichtlichen Terminen usw. können selbstverständlich vernachlässigt werden. Es besteht also sachlich ein gewisser Unterschied zwischen Familienpflege und Beurlaubung; diese beiden Gruppen aber im Rahmen einer *Anstalts*statistik rechnerisch einzeln nachzuweisen, schien unnötig, denn es kommt hier nicht darauf an, den Umfang der Familienpflege und der Beurlaubung *im einzelnen* zu verfolgen, sondern die Statistik der Anstalten zu bereinigen. Damit wird gleichzeitig erreicht, daß bei dem lebhaften Austausch von und zur Anstalt der gleiche Krankheitsfall nicht immer erneut gezählt wird.

Jede Anstalt hat die in der ersten Querspalte gewünschten Angaben unter Berücksichtigung der geschilderten Sonderfälle zu machen, gleichgültig ob es sich um ein allgemeines oder Fachkrankenhaus handelt.

Jeder Kranke, der in eine Anstalt oder Abteilung aufgenommen wird, rechnet als *Zugang*, auch wenn er aus einer anderen Anstalt oder Abteilung verlegt oder zurückverlegt ist.

Begleitpersonal von Kranken darf nicht mitgezählt werden. Ebenso werden zweckmäßig Lehrlinge, die sich in Krüppelheilanstalten zur Berufsausbildung befinden, ausgeschieden.

Die *Verpflegungstage* werden entsprechend *nur für Kranke* verlangt. Nicht nur Anstaltspersonal, sondern auch Begleiter von Kranken, Familienpfleglinge und probeweise Beurlaubte, Lehrlinge usw. müssen unberücksichtigt bleiben.

Falls *selbständige Abteilungen* bzw. Stationen für Sonderzwecke vorhanden sind, sind diese einzeln mit ihrer Krankenbewegung nachzuweisen. Es läßt sich bei diesem Verfahren leider nicht vermeiden, daß der gleiche Kranke bei Verlegungen von einer Station auf eine andere mehrmals in der Bewegung der Kranken erscheint. Die Sondernachweisung beschränkt sich absichtlich auf die „*in sich abgeschlossene* Fachabteilung oder -station", setzt also voraus, daß im Bauplan und der Gliederung der Anstalt die räumliche Trennung vorgesehen und im Betriebe die Sonderstellung berücksichtigt ist. Innere, chirurgische und gynäkologische Stationen brauchen jedoch nicht einzeln aufgeführt zu werden. Innere und chirurgische Abteilungen sind die typischen Bestandteile des allgemeinen Krankenhauses, gynäkologische sind vielfach besonders in kleineren Verhältnissen nicht genügend abgegrenzt. Eine Differenzierung hätte unnötig viel Schwierigkeiten in der Praxis gemacht, ohne wichtige Ergebnisse zu bringen. Lediglich bei Frauenkrankenhäusern, Entbindungsanstalten u. dgl. liegen die Verhältnisse klarer, die in ihnen vorhandenen gynäkologischen Stationen gehören nach der Nummer 1.

Beispiele. 1: Bei einer Augenheilanstalt werden sich die Angaben im Abschnitt C zu Nummer 1 der Vorspalte und zu Nummer 6 decken, es genügt in diesem Falle sogar eine Angabe, vor allem, wenn aus dem Abschnitt A die Zweckbestimmung klar ersichtlich ist.

2: Eine Anstalt, die psychisch Kranke aufnimmt und über eine besondere Abteilung für Schwachsinnige und für Alkoholkranke verfügt, gibt zunächst entsprechend Nummer 1 der Vorspalte einen Gesamtüberblick, ferner für die beiden Abteilungen unter 10 und 11 je eine Sondernachweisung.

Abschnitt D.

Aus gesundheitsfürsorgerischen und bevölkerungspolitischen Gründen ist es besonders wertvoll zu wissen, in welchem Umfange Anstalten für Entbindungen in Anspruch genommen werden. Man kann annehmen, daß die *Rate* der Anstaltsentbindungen, die sich im Deutschen Reich bisher auf durchschnittlich rd. 12 je 100 Geburten belief, noch um einiges steigt, wenn es gelingt, die Statistik auf alle in Betracht kommenden Abteilungen auszudehnen.

Die neue Statistik zieht Entbindungsabteilungen, gleichgültig wo sie sich befinden, zur Berichterstattung heran, so daß nunmehr die tatsächlichen Verhältnisse einwandfreier ermittelt werden können. Es haben also Entbindungsanstalten, Frauenkliniken, Hebammenlehranstalten usw. ebenso wie Entbindungsabteilungen an anderen Krankenanstalten nicht nur in den Abschnitten A, B und C die für sie in Betracht kommenden Angaben zu machen, sondern noch in dem Abschnitt D einige besondere Fragen zu beantworten.

Schwierigkeiten kann vielleicht der Begriff „*Entbindungsstation*" machen. Es empfiehlt sich in diesem Falle eine weitherzige Auslegung. Nur diejenigen Einrichtungen sollen ausgeschaltet werden, die gelegentlich Entbindungen übernehmen und für diesen Zweck nicht eigens ausgestattet sind.

Zu beachten ist, daß gynäkologische Stationen in Frauenkliniken usw. an dieser Stelle unberücksichtigt bleiben müssen.

Die Erhebung bringt zwei wesentliche *Neuerungen*. Zunächst wird bei den Entbindungen grundsätzlich nach rechtzeitigen Geburten und Frühgeburten unterschieden. Nach diesem Merkmal wird auch bei den Erkrankungen und Todesfällen der Mütter ebenso wie bei den Neugeborenen und den Todesfällen von Lebendgeborenen aufgegliedert. Zweitens wird neu ermittelt, wieviel Schwangerschaftsunterbrechungen in der Anstalt selbst eingeleitet worden sind, wie hoch die Erkrankungshäufigkeit im Anschluß an sie ist und wie oft tödlicher Ausgang erfolgte. Durch diese Änderungen werden auch die Angaben über Erkrankungen und Todesfälle an Kindbettfieber bzw. Puerperalfieber (septischer Abort) — die einzige Krankheitsursache, die auch weiterhin regelmäßig erhoben wird —, aufschlußreicher, da sie nun für rechtzeitige Geburten und Frühgeburten bzw. de lege lata indizierte Schwangerschaftsunterbrechungen und Fehlgeburten einzeln festgestellt werden. Das gleiche gilt sinngemäß für die geburtshilflichen Operationen und die operativen Eingriffe bei Fehlgeburten.

Die Auffassungen über die *Begriffsbestimmung der Frühgeburt* sind nicht völlig einheitlich. Auch ausgetragene Kinder können unter Umständen die Länge und das Gewicht eines Frühgeborenen haben; bei Zwillingskindern ist es durchaus nicht selten, daß das Geburtsgewicht unter der Norm liegt. Es ist aber auch nicht möglich, die Dauer der Schwangerschaft zugrunde zu legen, da diese Angaben nicht mit der erforderlichen Genauigkeit zu ermitteln sind. Die sog. Zeichen der Unreife sind im einzelnen und für sich allein nur von beschränktem Wert, wenn es gilt, das Fetalalter des Neugeborenen festzustellen. Die Ansicht, daß von der Länge der Fingernägel ein Schluß auf das Alter zu ziehen ist, hat sich nicht als richtig bestätigt, denn schon bei kleinsten Frühgeborenen können die Nägel die Fingerkuppe überragen. Das gleiche gilt für die Ausbildung der Ohr- und Nasenknorpel, die auch bei Frühgeborenen annähernd ausgebildet sein können. Es ist aber unbedingt erforderlich, für die Zwecke der Statistik eine einheitliche Auffassung zu schaffen, wenn anders nicht die Schlußfolgerungen, z. B. über die Höhe der Frühsterblichkeit der Säuglinge, schon durch die Uneinheitlichkeit des Urmaterials erschwert werden sollen. Als sicheres Merkmal für das Vorliegen einer Frühgeburt kann daher lediglich das Gewicht des Neugeborenen angesehen werden. In Anlehnung an die grundlegenden Arbeiten von *Yllpoe* sollen als frühgeborene Kinder alle diejenigen bezeichnet werden, die mit einem Geburtsgewicht unter 2500 g zur Welt kommen. Hat die Atmung nicht eingesetzt, ist aber eine Länge von 35 cm oder darüber vorhanden, so handelt es sich um eine frühgeborene Totgeburt. Ist in dem gleichen Falle die Länge von 35 cm nicht erreicht, so soll die Bezeichnung Fehlgeburt angewandt werden.

Die Frage nach den innerhalb der Anstalt eingeleiteten *Schwangerschaftsunterbrechungen* hat im Zusammenhang mit dem lebhaften Kampfe um den § 218 StGB. aktuelle Bedeutung, wird aber auch in Zukunft, gleichgültig ob die geltenden Strafbestimmungen beibehalten oder abgeändert werden, immer notwendig sein. Zur Zeit wird durch diese Frage für das gesamte Reichsgebiet ermittelt werden können, in wieviel Fällen aus den in dem Reichsgerichtsurteil vom 11. März 1927 näher erläuterten Gründen die Schwangerschaft in Anstalten unterbrochen worden ist.

Es wäre im gleichen Zusammenhange natürlich von der größten Tragweite, wenn man feststellen könnte, wie viele unter Umgehung des § 218 hervorgerufenen *Fehlgeburten* in die Anstalten eingewiesen werden mußten, und welchen Ausgang diese meist fiebernden und mit Komplikationen einhergehenden Fälle genommen haben. Die Statistik beschränkt sich jedoch darauf, außer der Zahl innerhalb der Anstalt eingeleiteter Unterbrechungen nur die Gesamtzahl der Fehlgeburten festzustellen. Eine Trennung nach spontanen und absichtlich eingeleiteten Aborten wäre ein zweckloses Beginnen gewesen.

Über den *Begriff der Fehlgeburt* hat eine Studienkommission der Hygienesektion des Völkerbundes im Jahre 1925 eingehend beraten. Die Abgrenzung der Fehlgeburt von der Lebendgeburt richtet sich nach dem Merkmal der Lebensfähigkeit, also in erster Linie nach der Körperlänge, in zweiter Linie nach der Schwangerschaftsdauer. Demnach ist jede Frucht, die weniger als 35 cm lang ist, als Fehlgeburt zu bezeichnen. *Rott*[1] bemerkt hierzu noch: „Der von der Kommission vorgeschlagene Begriff schließt nicht ein, daß eine Frucht unter 7 Monaten nicht als eine lebende Geburt angesehen werden kann, aber er besagt, daß vor der 28. Woche die Geburt einer Frucht, bei welcher die Atmung nicht eingesetzt hat, nicht als eine Geburt eines Totgeborenen, sondern als eine Fehlgeburt angesehen werden muß". Wegen der Notwendigkeit einer einheitlichen Auffassung, die auch die internationale Vergleichbarkeit der Ergebnisse ermöglicht, sind die Vorschläge der Genfer Konferenz auch für die deutsche Krankenanstaltsstatistik übernommen worden. Fehlgeburten sind demnach totgeborene Früchte, die weniger als 35 cm lang sind.

---

[1] *Rott*, Grundsätze für die internationale Vereinheitlichung der Säuglingssterblichkeitsstatistik. Arch. soz. Hyg. 1926, 3.

Sämtliche Angaben, besonders die über Morbidität und Letalität, müssen die bereits *außerhalb der Anstalt Vorbehandelten* miteinbeziehen, da nur so ein einwandfreies Bild zu gewinnen ist — auch wenn eine Anstalt dadurch vielleicht in der Statistik ungünstiger abschneidet!

Während in dem Abschnitt über die Entbindungen lediglich nach der Zahl der Geburten gefragt wurde ohne Rücksicht darauf, wieviel Kinder im Einzelfall geboren wurden, sind in dem Abschnitt über die Neugeborenen, wie schon aus der Wahl der einzelnen Bezeichnungen hervorgeht, die geborenen Kinder zahlenmäßig nachzuweisen. Falls *Mehrlingsgeburten* vorgekommen sind, dürfen sich also die Zahlen nicht decken.

Bei Totgeborenen und Lebendgeborenen wird nach dem Grade der Reife unterschieden.

Auch der *Begriff der Totgeburt* mußte in diesem Zusammenhang geklärt werden, da er ganz verschiedenartig gedeutet wird. So werden z. B. nach der französischen Auffassung als lebendgeboren nur solche Kinder registriert, die zur Zeit der standesamtlichen Anmeldung noch lebten. Dadurch wird naturgemäß der Anteil der Totgeborenen in diesem Lande höher, die Säuglingssterblichkeit aber geringer sein müssen als etwa in Ländern, die einen anderen Brauch haben. Wichtig ist es auch, daß aus religiösen Gründen vielfach danach gestrebt wird, soweit es irgend möglich ist, eine Lebendgeburt anzunehmen. Wegen dieser Verschiedenartigkeit der Auffassungen und der Wichtigkeit, die einer genauen Ermittlung der Totgeburten für die Ausarbeitung vorbeugender und abwehrender Maßnahmen zugebilligt werden muß — der Anteil der Totgeborenen hält sich in Deutschland ziemlich regelmäßig in der erheblichen Höhe von mehr als 3% aller Geborenen —, hat sich im Jahre 1925 eine Studienkommission der Hygienesektion des Völkerbundes mit dieser Frage beschäftigt. Sie ging von dem Grundsatz aus, daß mit dem Einsetzen der Atmung das fetale Leben abgeschlossen ist. Eine Totgeburt ist also dann anzunehmen, wenn eine an sich lebensfähige Frucht geboren ist, aber die Atmung nicht eingesetzt hat. Die Lebensfähigkeit wird in erster Linie nach der Körperlänge, gemessen vom höchsten Punkt des Schädels bis zur Sohle in ausgestreckter Körperhaltung, beurteilt werden müssen, die das einzige sichere Kennzeichen ist. Ergänzend kann die Schwangerschaftsdauer berücksichtigt werden. Bei den Genfer Verhandlungen einigte man sich auf die Mindestlänge von 35 cm und eine Schwangerschaftsdauer von mindestens 28 Wochen als die untere Grenze der Lebensfähigkeit. Dementsprechend wird auch in der Krankenanstaltsstatistik definiert: Totgeburten sind Früchte von mindestens 35 cm Länge (entsprechend einer Schwangerschaftsdauer von mindestens 28 Wochen), bei denen die Lungenatmung nicht eingesetzt hat. Die Ausführungsbestimmungen der Länder zum Reichsgesetz über die Beurkundung des Personenstandes vom 6. Januar 1875 mußten naturgemäß auch Bestimmungen über die Registrierung von Totgeborenen enthalten. Die Uneinheitlichkeit der Auffassung führte zu dem grotesken Zustand, daß in einem Lande eine Länge von 30 cm, in dem anderen Lande eine solche von 37 cm der Beurteilung zugrunde gelegt wurde, daß man hier nach Schwangerschaftsmonaten allein, dort nach Schwangerschaftswochen in Verbindung mit einer bestimmten Fruchtlänge rechnete. In Preußen galt bisher eine Länge von mehr als 32 cm (Erl. in Ministerial- und Medizinalangelegenheiten vom 26. X. 1893). Die Angleichung an die Begriffsbestimmung der Krankenanstaltsstatistik ist nunmehr ganz allgemein vorgesehen.

Eine ausgestoßene Frucht, die nicht geatmet hat, muß also als Totgeburt eingetragen werden, ohne Rücksicht darauf, ob noch mehr oder weniger lang der Herzschlag festgestellt worden ist. Eine Frucht, die geatmet hat, aber dann nach wenn auch noch so kurzer Zeit stirbt, ist als Todesfall eines Lebendgeborenen zu betrachten, also zunächst unter der Gruppe Lebendgeborene und dann unter der Gruppe Gestorbene aufzuführen.

Die *Todesfälle der Lebendgeborenen* werden abweichend von dem früheren Brauch eingeteilt in solche, die in den ersten 24 Stunden nach der Geburt erfolgen, und solche, die später eintreten, wobei weiter noch nach dem Grade der Reife unterschieden wird. Damit soll in die noch reichlich unklare Frage der Todesfälle im unmittelbaren Zusammenhang mit der Geburt Licht gebracht und die Voraussetzung zur Bekämpfung dieser verhältnismäßig hohen Verluste geschaffen werden.

B. Aufgaben des staatlichen Gesundheitsbeamten.

Der staatliche Gesundheitsbeamte hat auf Grund der landesrechtlichen Bestimmungen bzw. besonderer Vereinbarungen (z. B. bei den Versorgungskrankenanstalten) die Krankenanstalten allgemein zu beaufsichtigen und im besonderen, z. B. in Preußen, die Zählkarten und Tabellenformulare über die Krankenbewegung zu sammeln. Daraus ergibt sich die Berechtigung, ihm grundsätzlich im Reich den Erhebungsbogen unmittelbar von der Anstalt zugehen zu lassen. Lediglich für die Versorgungskrankenanstalten gilt ein besonderes Geschäftsverfahren.

Aus zwei Gründen hauptsächlich ist die *Einschaltung* des staatlichen Medizinalbeamten erforderlich. Er hat durch seine persönliche Kenntnis der örtlichen Verhältnisse die Möglichkeit, die Angaben des Erhebungsbogens auf ihre Vollständigkeit hin zu überprüfen, dies wird besonders in den ersten Jahren nach der Umstellung und in Zukunft bei neu errichteten Anstalten bedeutungsvoll sein. Weiter aber erhält er für seine eigene Tätigkeit rechtzeitig Einsicht in die unentbehrlichen statistischen Unterlagen, so daß er dauernd auf dem laufenden gehalten wird. Seine Mitwirkung ist damit nicht erschöpft. Bei der Aufbereitung und Verarbeitung des Urmaterials in den statistischen Zentralstellen soll auch festgestellt werden, wieviele Anstalten und Abteilungen während des Berichtsjahres in Betrieb genommen oder geschlossen wurden, und wieviel Krankenbetten sie aufweisen. Endlich ist es wesentlich zu wissen, wieviel Anstalten bzw. Abteilungen überhaupt nicht berichtet haben. Soweit es sich um *Eröffnung* oder *Schließung* von Abteilungen in Krankenanstalten handelt, gibt am einfachsten die Anstalt selbst Auskunft, der beamtete Arzt wird nur sein Augenmerk darauf zu richten haben, ob die unter Abschnitt B des Erhebungsbogens vorgesehenen Fragen offenbar richtig beantwortet sind. Dagegen ist es Aufgabe des staatlichen Medizinalbeamten, über die *Anstalten*, die in seinem Bezirk eröffnet oder geschlossen wurden, unter Angabe der planmäßigen Krankenbetten besonders zu berichten. Dies geschieht zweckmäßig durch besonderen Vermerk auf dem Erhebungsbogen oder einem Beiblatt, eine Fehlanzeige ist nicht zu entbehren. Ebenso ist es zur Erzielung einer lückenlosen Berichterstattung notwendig, anzugeben, wieviel Anstalten (unter Angabe der Bettenzahl) ihrer *Verpflichtung nicht nachgekommen* sind. Für die Übergangszeit wird besonders auf die privaten Anstalten mit 10 und weniger Betten geachtet werden müssen, die früher in der Statistik nicht erschienen und deshalb vielleicht hier und da aus Unkenntnis keine Aufstellung einreichen.

Bei den Vorverhandlungen im Reichsministerium des Innern haben sich die Vertreter des Deutschen Ärztevereinsbundes und des Verbandes der privaten Heilanstaltsbesitzer und -leiter mit der Einbeziehung der kleinsten Privatanstalten einverstanden erklärt.

Darüber hinaus haben sich nach den vorliegenden Erfahrungen bisher auch andere Anstalten nicht regelmäßig an der Berichterstattung beteiligt. Die neue Einteilung nach den Zweckbestimmungen und die Begriffsbestimmungen, die im einzelnen gegeben sind, werden für die überwiegende Mehrzahl aller Fälle die nötige Klarheit schaffen können.

Bei *Verweigerung* der Angaben bietet das Aufsichtsrecht des staatlichen Medizinalbeamten genügende Handhaben zum Einschreiten, besonders auch unter dem Gesichtspunkte, daß das Fehlen ordnungsmäßiger Aufzeichnungen über die Krankenbewegung, die gewissermaßen einer Buchführung in einem gewerblichen Betriebe gleichgestellt werden können, den Verdacht der Nachlässigkeit oder Unzuverlässigkeit in der Betriebsführung aufkommen lassen muß.

C. *Aufgaben der statistischen Landeszentralstellen.*

Die von den Krankenanstalten ausgefüllten und von den staatlichen Gesundheitsbeamten überprüften Erhebungsformblätter gehen entweder zunächst städtischen statistischen Ämtern oder durch die Hand der mittleren Verwaltungsbehörden unmittelbar den statistischen Landeszentralstellen zu und werden dort *gesammelt*. Sie werden auf Lückenlosigkeit und auf Richtigkeit der Angaben im einzelnen *geprüft*. Dabei wird bis zu dem Zeitpunkt, zu dem sich das neue Verfahren eingespielt hat, besonders darauf zu achten sein, ob die im Abschnitt C gestellten Fragen nach den Fachabteilungen zweckdienlich beantwortet werden, und welche Einzelheiten unter der Nr. 14 aufgeführt sind. Schließlich werden die Zahlen mit denen früherer Berichtszeiträume *verglichen* und notfalls durch Rückfragen aufeinander abgestimmt werden müssen. Besonders wesentlich ist ein Vergleich der Bestandszahlen am Jahresanfang mit den Schlußzahlen des Vorjahres, um Fehlerquellen auszuschließen.

Für die *Zusammenstellung* des so gesichteten und geprüften Materials nach Ländern oder Provinzen dienen einheitlich im ganzen Reiche 4 Formblätter. Sie sind je einmal für öffentliche, für freie gemeinnützige, für private und für alle Krankenanstalten zusammen auszufüllen.

Die Übersicht I gibt ein Bild über die Art und Größe der *selbständigen Anstalten* am Schlusse des Berichtsjahres.

Die Übersicht II enthält die gesammelten Angaben über die *in den einzelnen Anstalten und Abteilungen vorhandenen Betten*, gestattet also einen Einblick in die Versorgung der Bevölkerung durch Betten, die einem bestimmten Zweck dienen, ohne Rücksicht darauf, ob sie in selbständigen Anstalten oder in Fachabteilungen stehen. Aus dem Unterschied zwischen Übersicht I und II läßt sich errechnen, in welchem Umfange bei der Differenzierung der Krankenfürsorge selbständige Anstalten oder Abteilungen bevorzugt werden. Da Einrichtungen mit mehr als 300 Betten wohl immer selbständige Anstalten sein werden, hört die genauere Klassifizierung in der Übersicht II im Gegensatz zur Übersicht I mit der Zahl 300 auf (vgl. S. 8).

Die Übersicht III gibt Auskunft über die *Krankenbewegung* entsprechend der in der Übersicht II vorgesehenen Einteilung (vgl. S. 28/31).

Die Übersicht IV berücksichtigt die *Sonderfragen* nach der Tätigkeit der Entbindungsanstalten und -abteilungen (vgl. S. 32/36).

Die *Ergebnisse*, die sich aus diesen Zusammenstellungen gewinnen lassen, werden von den Ländern entweder in Sonderveröffentlichungen oder im Rahmen ihres alljährlichen Gesundheitsberichts bekanntgegeben und damit der praktischen Verwertung durch die Gesundheitspolitik zugänglich. Die für die deutschen Länder und preußischen Provinzen fertiggestellten Übersichten gehen von den beauftragten Landeszentralstellen an das Statistische Reichsamt. Sie müssen im Interesse einer schnellen Bekanntgabe der Ergebnisse für das ganze Reich bis zum 1. Juli des auf das Berichtsjahr folgenden Kalenderjahres eingereicht werden.

D. Aufgaben des Reiches.

Das Statistische Reichsamt *wertet* unter fachlicher Mitwirkung des Reichsgesundheitsamtes die Zusammenstellungen der Länder für das Reichsgebiet *aus* und sorgt für die tabellarische und textliche *Veröffentlichung* der notwendigsten Angaben in dem amtlichen Quellenwerk „Statistik des Deutschen Reichs". Einen Auszug enthält außerdem das Statistische Jahrbuch für das Deutsche Reich.

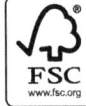

MIX
Papier aus verantwortungsvollen Quellen
Paper from responsible sources
FSC® C105338

If you have any concerns about our products,
you can contact us on
ProductSafety@springernature.com

In case Publisher is established outside the EU,
the EU authorized representative is:
**Springer Nature Customer Service Center GmbH
Europaplatz 3, 69115 Heidelberg, Germany**

Printed by Libri Plureos GmbH
in Hamburg, Germany